U0198047

CAR-T细胞治疗淋巴瘤MDT
全程管理专家共识

梁爱斌　　钱文斌　韩为东　李玉华　　编　　著

清华大学出版社
北京

图书在版编目(CIP)数据

CAR-T 细胞治疗淋巴瘤 MDT 全程管理专家共识 / 梁爱斌等编著 . — 北京 : 清华大学出版社 , 2023.7
ISBN 978-7-302-64137-7

Ⅰ . ① C… Ⅱ . ①梁… Ⅲ . ①肿瘤免疫疗法-应用-淋巴瘤-治疗 Ⅳ . ① R733.4

中国国家版本馆 CIP 数据核字(2023)第 131408 号

责任编辑: 孙 宇
封面设计: 吴 晋
责任校对: 李建庄
责任印制: 丛怀宇

出版发行: 清华大学出版社
          网   址: http://www.tup.com.cn, http://www.wqbook.com
          地   址: 北京清华大学学研大厦 A 座   邮   编: 100084
          社总机: 010-83470000   邮   购: 010-62786544
          投稿与读者服务: 010-62776969, c-service@tup.tsinghua.edu.cn
          质量反馈: 010-62772015, zhiliang@tup.tsinghua.edu.cn
印 装 者: 天津鑫丰华印务有限公司
经   销: 全国新华书店
开   本: 170mm×115mm   印   张: 3.25   字   数: 40 千字
版   次: 2023 年 9 月第 1 版   印   次: 2023 年 9 月第 1 次印刷
定   价: 68.00 元

产品编号: 099306-01

编　委　会

黄　亮　华中科技大学同济医学院附属同济医院

李　菲　南昌大学第一附属医院

李　萍　同济大学附属同济医院

李彩霞　苏州大学附属第一医院

李玉华　南方医科大学珠江医院

梁爱斌　同济大学附属同济医院

刘　辉　浙江大学医学院附属第二医院

刘　澎　复旦大学附属中山医院

刘　薇　中国医学科学院血液病医院

刘　洋　中国人民解放军总医院

梅　恒　华中科技大学同济医学院附属协和医院

糜坚青　上海交通大学医学院附属瑞金医院

牛　挺　四川大学华西医院

钱文斌　浙江大学医学院附属第二医院

桑　威　徐州医科大学附属医院

沈建平　浙江省中医院

宋永平　郑州大学第一附属医院

唐晓文　苏州大学附属第一医院

涂三芳　南方医科大学珠江医院

王　黎　上海交通大学医学院附属瑞金医院

徐开林　徐州医科大学附属医院

闫志凌　徐州医科大学附属医院

颜晓菁　中国医科大学附属第一医院

杨建民　第二军医大学长海医院

应志涛　北京大学肿瘤医院

张　瑾　浙江大学医学院附属邵逸夫医院

赵明峰　天津市第一中心医院

赵翔宇　北京大学人民医院－血液病研究所

邹德慧　中国医学科学院血液病医院

邹立群　四川大学华西医院

序

近四十年来，在党和国家的正确方针指引下，我国经济得到了飞速发展，医疗技术水平得到前所未有的进步，无论在基础医学研究还是临床医学研究，越来越多中国学者在国际舞台上发出自己的声音，甚至制定行业相应规范和指南。

随着基因工程技术及抗体技术的发展，以 CAR-T 为代表的基因工程免疫细胞逐渐成为恶性肿瘤重要的治疗手段之一。CAR-T 细胞治疗技术在血液肿瘤中的应用得到突飞猛进的发展，明显改善了复发难治患者的生存。作为非常重要的新兴治愈性手段，CAR-T 细胞治疗技术正改变着血液肿瘤患者的治疗格局。CAR-T 细胞治疗不同于其他药物治疗，涉及多个环节和步骤，CAR-T 细胞治疗技术可能产生的严重免疫相关不良反应和可期待的治愈性对临床医生提出了更高的要求，然而商品化CAR-T 细胞在国内上市不久，对于大部分血液科、肿瘤科、生物治疗科医生来讲应用经验有限。对于如何筛选患者、如何选择靶点、治疗时机、如何桥接、不良反应预防和处理、是否联合治疗等问题，不仅需要经验丰富的专科医生判断，同样需要多学科团队共同商讨。

因此，为了规范我国医师开展 CAR-T 细胞治疗工作，本着一切为患者服务的初心，汇集多名 CAR-T 临床经验丰富的专家们经过多次探讨，根据临床实践和参考相关文献编写了这套 CAR-T 细胞治疗中国专家共识系列丛书。该丛书内容包括 "CAR-T 细胞治疗相关毒性管理" "CAR-T 细胞治疗淋巴瘤（MDT）全程管理""CAR-T 细胞治疗相关感染管理""多靶点 CAR-T 细胞治疗管理"等方面。相信该系列丛书的出版将会帮助到我国临床医生更好地开展 CAR-T 细胞治疗工作，为指导 CAR-T 临床实践、提高临床疗效、降低毒副作用、完整收集数据打下坚实基础。

2023 年 6 月

本书配备了相关数字化资源，可以帮助读者学习更多扩展内容，扫描下面二维码可进行观看。

嵌合抗原受体 T 细胞（CAR-T）指通过基因修饰技术，将带有特异性抗原识别结构域及 T 细胞活化信号的遗传物质转入 T 细胞，使 T 细胞通过直接与肿瘤细胞表面的特异性抗原相结合而激活，随后通过释放穿孔素、颗粒酶素 B 等直接杀伤肿瘤细胞；释放细胞因子募集人体内源性免疫细胞杀伤肿瘤细胞；还可形成免疫记忆 T 细胞从而获得特异性的抗肿瘤长效机制。

CAR-T 细胞有别于传统治疗技术，具有靶向强、个体化、周期长、成本高等特点[1]，对于患者的筛选、病灶的评估、治疗时机等问题，不仅需要经验丰富的血液科医生判断，同样需要病理科、影像科、超声科、核医学科、重症医学科及其他内、外科医生共同商讨[2]，尤其在出现严重细胞因子风暴（CRS）、免疫效应细胞相关神经毒性综合证（ICANS）、重要脏器局部 CRS 反应等严重不良反应时，更需要多学科团队（MDT）全程管理。

CD19 CAR-T 细胞治疗复发难治急性 B 淋巴细胞白血病可获得 80% 以上完全缓解率[3-4]，对复发难治大 B 细胞淋巴瘤可达 50% 以上的完全缓解率[5-6]，ZUMA-1 临床研究结果显示阿基仑赛注射液治疗复发难治大 B 细胞淋巴瘤 5 年总生存率（OS）可达 42.6%[7]。然而，在真实临床工作中，患者由于肿瘤负荷高、合并症严重、体能状况差等问题[8]，使得 CAR-T 细胞治疗可及性有待提高。此外，"治未病""防"

与"治"并重的思想尤为重要，要求临床医生在决定给患者实施 CAR-T 细胞治疗前，充分预估患者疗效及不良反应，提前做好防范措施。因此，只有经过 MDT 讨论和决策，才能为患者提高细胞采集和制备成功率，明确桥接治疗及回输时机，减少严重不良反应，提高疗效。

本共识综合多个国内外临床中心 CAR-T 细胞治疗经验[9-11]，以 CD19 CAR-T 细胞治疗淋巴瘤为例，撰写了此专家共识，旨在规范恶性血液病 CAR-T 细胞治疗 MDT 的管理和应用。本共识紧紧围绕如何提高疗效和降低风险，分别从患者筛选、淋巴细胞采集、桥接治疗、预处理、回输后不良反应观察和处理、疗效评估、联合治疗及长期随访等多个环节进行详细阐述 MDT 团队在其中的职责和作用。特别针对高危 CRS 风险、ICANS 风险及其他严重不良反应患者在筛选期通过 MDT 讨论进行预案和防控，而对于 CAR-T 后高危复发风险患者在筛选期进行识别，通过 CAR-T 前桥接及 CAR-T 后联合治疗以期提高疗效。在今后的实践中，我们将持续改进本共识。

本书编委会

2023 年 5 月

目　录

1 MDT 在 CAR-T 细胞治疗中的作用

　　CAR-T 细胞为一种全新的免疫治疗方法，治疗机制独特，其不良反应机制也相应独特。治疗前涉及多学科评估，治疗后可能发生涉及多个器官系统的不良反应事件。MDT 诊疗模式在 CAR-T 治疗中应用有利于促进临床跨学科交流和融合，强化跨学科团队合作与核心人才的培养，促进医疗资源的优化配置。确立并实施 MDT 方案，可提高工作人员积极性，提高对疑难问题的决策效率。

1.1 MDT 科室组成及职责

（1）血液科、淋巴瘤科、生物治疗科：负责 CAR-T 细胞治疗血液肿瘤患者的筛选、治疗时机的确定、桥接方案的决策、CAR-T 细胞回输后疗效的评价以及安全性随访；在 MDT 中起主导和决策地位。

（2）病理科、检验科：确定肿瘤病理分型和基因分型，进行细胞流式分析，协助 CAR-T 细胞靶点的检测。

（3）影像科、核医学科、超声科：协助筛选期患者肿瘤负荷和累及部位的评估，治疗后影像学疗效的评估。

（4）呼吸内科、胸外科和耳鼻喉科：协助肿瘤累及呼吸道患者治疗前风险评估，协助鉴别诊断和处理 CRS 及呼吸道感染等并发症。

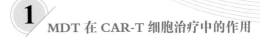

（5）心内科和心脏外科：协助肿瘤累及心脏患者治疗前风险评估，协助低血压、高血压、心肌损伤、心律失常、心脏缺血性改变，甚至心搏骤停等合并症及并发症的鉴别诊断和处理。

（6）神经内科和神经外科：协助肿瘤累及中枢神经系统患者治疗前风险评估，ICANS 脑血管事件、颅内感染等的鉴别诊断和处理，特别是对癫痫发作及脑水肿的判断和处理。

（7）肾内科或肾移植科：协助肿瘤累及泌尿系统患者治疗前风险评估，协助治疗后肾功能不全行肾脏替代治疗、严重 CRS 期间血浆置换或连续肾脏替代疗法（CRRT）治疗。

（8）消化内科和胃肠外科：协助肿瘤累及消化系统患者治疗前风险评估，协助消化道穿孔、出血等并发症的处理。

（9）重症医学科（ICU）：协助治疗前重要脏器严重不良反应风险评估，对治疗后出现严重并发症患者进行高级生命支持。

（10）放疗科：协助患者 CAR-T 回输前的桥接放疗。

（11）输血科：协助输血，部分单位协助外周血单个核细胞的采集。

（12）药剂科：负责 CAR-T 细胞院内运输、保存的流程管理。

（13）护理部：负责整个治疗过程中护理工作，包括 CAR-T 细胞回输和不良反应观察。

（14）CAR-T 细胞生产方：包括企业和科研院所，负责 CAR-T 细胞的制备、质控、冷冻及放行和运输管理。

（15）医务处及临床研究中心：对商品化 CAR-T 细胞的临床应用及临床研究安全规范开展起监管作用。

1.2 MDT 团队成员及职责

1.2.1 团队主席：由具有 CAR-T 治疗经验的权威专家担任

（1）对 MDT 项目全权负责，主持并参与讨论，综合各专家讨论的意见，形成最终诊疗建议。

（2）督导、追踪诊治意见的落实情况。

（3）负责组织相关讲座、学术会议。

1.2.2 专家组：由各相关科室具有副主任医师及以上职称的人员担任

（1）明确需要提交的 MDT 病例。

（2）按时参加 MDT 讨论会。

（3）对每个病例进行讨论，提出本专业领域的独立观点，为患者提供明确的 MDT 临床决策，并将讨论意见反馈给患者或家属。

1.2.3 秘书：由血液科的住院医师或主治医师轮值担任

（1）负责 MDT 会议全程记录，包括专家的发言及最终讨论意见等。

（2）协助主席进行 MDT 的全程操作，包括会诊前的准备、会诊中的协调、会诊后的跟踪。

（3）负责保管、存档讨论记录及相关资料并统计 MDT 病例的临床资料。

1.3 MDT 会议场所及设施

1.3.1 会议场所

MDT 会议室应设在相对安静并具有隔音效果的场所，房间的大小和布局适宜，确保各成员能够进行充分的讨论。

1.3.2 MDT 会议技术设备

MDT 会议室内应具有能连接医院内网的电脑以及投影设备，可查看患者病历及各项检查资料。此外，通过无线网络可实时连接场外成员，进行视频交流。

1.4 MDT 形式

1.4.1 院内形式（现场）

院内 MDT 会诊流程：主管医生发起 MDT 申请→各科专家报道候诊→申请医生汇报病史→各专家进行资料分析并提出个人意见→MDT 主席总结→患者及家属会谈→方案实施→MDT 主席督导。

1.4.2 院际形式（远程）

在 CAR-T 细胞治疗的 MDT 管理中，如遇见更复杂疑难病例，建议院际 MDT 会诊，线上邀请国内外在该领域有临床经验的专家进行讨论。具体流程如下：

MDT 在 CAR-T 细胞治疗中的作用

主管医生发起 MDT 申请→通知各位专家线上讨论时间、工具和形式→各专家线上候诊→申请医生汇报病史→各专家进行资料分析并提出个人意见→MDT 主席总结→患者及家属会谈→方案实施→MDT 主席督导。

2 CAR-T 细胞在淋巴瘤中的治疗流程

CAR-T 细胞治疗为一种多环节、多步骤的免疫治疗，涉及多学科，流程复杂，专业性强。CAR-T 细胞治疗全流程管理包括患者筛选期评估、外周血细胞单采、CAR-T 细胞制备、桥接治疗、预处理、CAR-T 细胞回输、近期不良反应监测、疗效评估和长期随访等过程（图 2-1）。

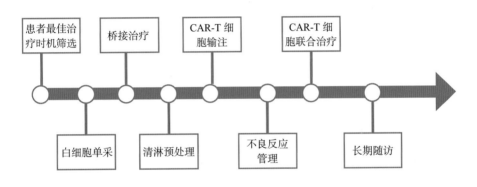

图 2-1　CAR-T 细胞治疗流程

3

CAR-T 细胞治疗患者筛选期评估的 MDT 管理

3.1 患者评估清单

必做：病史采集，体格检查，实验室检查（血常规，血生化，LDH，铁蛋白，传染病八项，EBV/CMV-DNA 定量，CRP 或 PCT，女性妊娠试验，凝血功能，尿粪常规等）；心电图，肺功能，心功能，影像（PET/CT、病灶部位增强 CT 或 B 超、头颅增强磁共振），骨髓细胞学，以及脑脊液细胞学、常规和生化检测。

选做：胃肠镜、骨髓流式及病理、肿瘤相关基因二代测序及其他重点基因筛查（如淋巴瘤包括 TP53、C-MYC、BCL-2、BCL-6）等。

3.2 筛选期 MDT 讨论

（1）血液科 / 生物治疗科：全面了解患者的现病史和既往史，并评估是否为复发 / 难治性血液肿瘤，确定 ECOG 评分、肿瘤负荷、既往治疗经过及化疗方案、T 细胞功能、合并症，是否合并活动性感染，判断是否适合行 CAR-T 细胞治疗及确定 CAR-T 靶点、细胞采集时机、是否需要桥接治疗。

（2）病理科：确定肿瘤病理分型及协助 CAR-T 靶点的检测。

（3）超声、影像及核医学科：评估肿瘤负荷及病灶的累及器官和范围。

（4）内科系评估：评估患者肿瘤是否累及心、肺、肝、肾等脏器和治疗风险，评估各脏器功能，是否合并活动性感染或其他严重并发症，以确保其可接受后续CAR-T细胞治疗。

（5）外科系评估：评估患者肿瘤是否累及心、肺、肝、肾等脏器和风险，是否需要外科干预，对病灶进行穿刺或切除并行病理活检。

（6）医务处及临床研究中心：对准备开展的商品化CAR-T细胞治疗或临床试验进行登记与审核。

对巨大包块压迫或结外重要脏器(包括呼吸道、胃肠道、心脏、中枢神经系统等)侵犯可能引起的压迫窒息、梗阻、出血、心搏骤停、脑疝等严重不良事件需MDT团队在筛选期重点讨论并给出对策，将风险降至最低。

3.3 患者筛选期决策依据

患者筛选期决策依据见表 3-1。

表 3-1　CAR-T 治疗筛选期决策依据（以复发难治大 B 细胞淋巴瘤为例）

		强烈推荐	推荐	谨慎选择	不推荐
疾病状态	原发难治	√			
	一线后早期复发	√			
	一线后晚期复发（不适合移植）	√			
	高危一线 2 疗程不缓解	√			
	自体移植后复发	√			
	异基因移植后复发		√（无 GVHD，停用免疫抑制剂）		

续表

		强烈推荐	推荐	谨慎选择	不推荐
疾病状态	多线后复发或难治		√		
高危分子遗传学改变	合并 TP53 突变、双打击或其他高危遗传学改变		√		
ECOG 评分	≤ 1 分	√			
	≥ 3 分			√	
肿瘤负荷	低肿瘤负荷	√			
	高肿瘤负荷 / 大包块 ※		√（非重要脏器侵犯者桥接治疗后）	√（重要脏器如呼吸道、消化道、心脏、中枢侵犯者桥接后）	

续表

		强烈推荐	推荐	谨慎选择	不推荐
侵犯部位	既往中枢肿瘤侵犯		√		
	原发或继发中枢淋巴瘤（疾病活动）		√（低肿瘤负荷）	√（高肿瘤负荷、快速进展期或重要神经组织侵犯者桥接后）	
	呼吸道、胃肠道、心脏等重要部位肿瘤侵犯		√（低肿瘤负荷者）	√（高肿瘤负荷或广泛脏器累及者桥接后）	

		强烈推荐	推荐	谨慎选择	不推荐
合并症	活动性感染			√（感染控制后）	√（严重感染不可控制者）
	乙肝表面抗原阳性		√（回输前乙肝DNA定量控制在低值或以下，抗乙肝病毒治疗）		
	合并自身免疫系统疾病		√（非活动期，停用免疫抑制治疗）	√（活动期，全身免疫抑制治疗）	

续表

		强烈推荐	推荐	谨慎选择	不推荐
年龄	高龄		√		

注：※ 高肿瘤负荷定义：LDH > 500 U/L 或 SPD > 5000mm^2；大包块定义为肿瘤直径 ≥ 7.5cm

3.4 筛选期疗效预判与对策

疗效佳可能相关因素：低肿瘤负荷[12]非 TP53 异常、非多个结外侵犯、既往一线或二线治疗[8]、CAR-T 体内扩增良好、ECOG 评分 0 ~ 1 分、无严重合并症。

疗效欠佳可能相关因素：高肿瘤负荷或大肿块、TP53 异常[13]、多个结外侵犯、既往多线治疗后难治、CAR-T 体内扩增不良、ECOG 评分 3 分或以上、合并症严重。

对于 CAR-T 后预计疗效欠佳者尽量通过充分洗脱前次治疗药物、采集高质量 T 细胞、桥接治疗降低肿瘤负荷、T 细胞采集前使用提高 T 细胞功能药物刺激 T 细胞扩增和增殖（如 PD1 抑制剂、伊布替尼等），CAR-T 回输后使用 T 细胞增效药物联合治疗（如 PD1 抑制剂、伊布替尼、来那度胺等），注意严重 CRS 和 ICANS 风险可能，具体见联合治疗部分。

3.5　筛选期风险预判与对策

高肿瘤负荷、高 CAR-T 输注量、高 CAR-T 扩增峰值等增加 CAR-T 治疗后 CRS 和 ICANS 风险，在筛选期 MDT 团队应进行风险预判。对策上给予制定应急方案，CAR-T 回输前桥接治疗或增强预处理降低肿瘤负荷[14-15]，回输后密切监测生命体征、临床表现、实验室检验检查结果，积极判断和治疗不良反应。

4 外周血单采期的 MDT 管理

　　有条件的单位可对高危患者进行淋巴细胞早期冻存，避免多线化疗及放疗影响 T 细胞功能[16]。单采前需重点确认的方面如下所示。

　　（1）单采前 24 小时完成血常规，生化，LDH，铁蛋白，传染病八项，EBV/CMV-DNA 定量，感染指标（CRP、PCT），凝血功能，心电图等检查。

　　（2）单采前 24 小时内血常规计数，要求淋巴细胞绝对计数 $> 0.2 \times 10^9/L$（以 $> 0.5 \times 10^9/L$ 为佳），中性粒细胞绝对计数 $> 1.0 \times 10^9/L$，血红蛋白 > 80 g/L，血细胞比容 > 0.24，血小板计数 $> 50 \times 10^9/L$，若达不到以上要求，由医生评估采集成功率。

（3）传染病八项结果，无活动性感染，体能状态合适，生命体征平稳。

（4）确保所有可能损伤 T 细胞功能的药物洗脱期通过，一般化疗药物需要洗脱期超过 5 个半衰期周期，具体可参考图 4-1[9, 17, 18]。苯达莫司汀使用疗程数越多及洗脱时间越短可明显降低 CAR-T 细胞制备成功率及缓解率，根据文献报道[19, 21]建议短疗程（1～2疗程）洗脱 3 个月，长疗程（3～6疗程）建议洗脱九个月，更长疗程建议洗脱更长时间。

（5）如有发热，需进行感染性疾病筛查，一旦发现具有临床意义的感染，需推迟白细胞采集时间，直至感染恢复，HBV、HCV、HIV、新冠病毒感染等感染活动期不予单采。

（6）对于快速进展无法停止治疗患者可同时应用 PD1 抑制剂、伊布替尼、维耐克拉或来那度胺不进行洗脱或短期洗脱后采集。

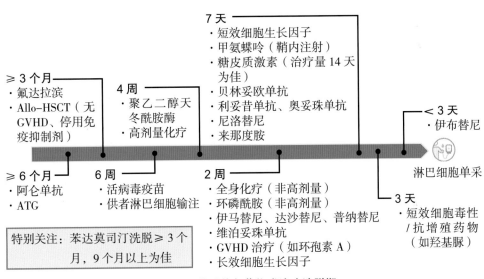

7 天
· 短效细胞生长因子
· 甲氨蝶呤（鞘内注射）
· 糖皮质激素（治疗量 14 天为佳）
· 贝林妥欧单抗
· 利妥昔单抗、奥妥珠单抗
· 尼洛替尼
· 来那度胺

≥ 3 个月
· 氟达拉滨
· Allo-HSCT（无 GVHD、停用免疫抑制剂）

4 周
· 聚乙二醇天冬酰胺酶
· 高剂量化疗

< 3 天
· 伊布替尼

淋巴细胞单采

≥ 6 个月
· 阿仑单抗
· ATG

6 周
· 活病毒疫苗
· 供者淋巴细胞输注

2 周
· 全身化疗（非高剂量）
· 环磷酰胺（非高剂量）
· 伊马替尼、达沙替尼、普纳替尼
· 维泊妥珠单抗
· GVHD 治疗（如环孢素 A）
· 长效细胞生长因子

3 天
· 短效细胞毒性 / 抗增殖药物（如羟基脲）

特别关注：苯达莫司汀洗脱 ≥ 3 个月，9 个月以上为佳

图 4-1 单采前各药物或治疗洗脱期

5

CAR-T 细胞输注前的桥接治疗 MDT 管理

桥接治疗指在外周血单采后和预处理前对患者进行的抗肿瘤治疗。高肿瘤负荷及高度侵袭性的患者往往肿瘤进展过快，也面临更高 CRS 和 ICANS 风险，同时可能影响疗效，因此在 CAR-T 细胞制备期间及回输前，若判断患者肿瘤进展可能会影响细胞回输安全性及疗效，需选择性给予桥接治疗[21, 22]。具体可参考以下路径（图 5-1）。

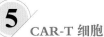

CAR-T 细胞输注前的桥接治疗 MDT 管理

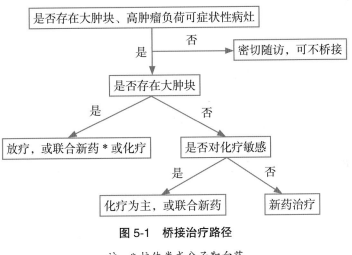

图 5-1　桥接治疗路径

注：* 抗体类或分子靶向药

5.1 桥接治疗方案选择原则

（1）根据患者对既往治疗的反应，可以选择既往有效的药物，如既往化疗敏感可以选择化疗。

（2）根据肿瘤负荷的大小，决定方案的强度。

（3）兼顾治疗的安全性，尽可能选择毒性小的低强度方案，否则毒副作用可能会影响后续清淋化疗和 CAR-T 细胞回输，增加骨髓抑制和感染风险。

（4）需要避免半衰期较长的免疫治疗药物，如阿伦单抗等，以防影响 CAR-T 细胞的体内扩增、活性和杀瘤效应；尽量避免使用 CAR-T 同靶点其他靶向治疗，减少 CAR-T 前抗原逃避风险。

（5）桥接治疗与淋巴细胞清除化疗需间隔一段时间，特别是桥接化疗需重点评估骨髓抑制期[2]。

（6）放疗适用于大包块或者症状性病灶，最佳的放疗剂量尚未确定，推荐低分割（hypofractionated，如总剂量 30Gy，2～3Gy 分割）放疗[22]。此外，全面多部位低剂量放疗可能优于单部位足剂量放疗，全面多部位放疗具有更好的增加肿瘤凋亡信号通路敏感性、抑制肿瘤周围免疫抑制细胞、暴露更多肿瘤抗原、减少放疗后其他部位肿瘤生长、降低淋巴细胞减少等优点[23]。淋巴细胞对放疗敏感，放疗应该放在淋巴细胞单采后进行，可在清除淋巴细胞预处理前一天结束。

5.2 桥接治疗方案

桥接治疗方案包括免疫治疗、靶向治疗、放疗、化疗等，具体见表 5-1[24]。

表 5-1　桥接治疗方案

低强度	·抗体类：维泊妥珠单抗、奥妥珠单抗、利妥昔单抗、PD1/PDL1 抑制剂、双特异性抗体等 ·分子靶向药：BTKi、HDACi、BCL2i、PI3ki、来那度胺等 ·放疗 ·糖皮质激素 以上药物可以单药或不同药物组合，例如：维泊妥珠单抗 +GR；维泊妥珠单抗 +PD1/PDL1 抑制剂 + 西达本胺，R2+BTKi 等
中高强度	·化疗: DHAP、ICE、GEP、ESHAP、DA-EPOCH、GemOx、MINE、CEOP 等 抗体类、分子靶向药、化疗和糖皮质激素不同药物多药联合，例如：维泊妥珠单抗 +R-GDP，维泊妥珠单抗 +GB（奥妥珠单抗 + 苯达莫司汀）等
更高强度	·Hyper-CVAD ·自体造血干细胞移植

5.3 MDT 讨论重点

重要脏器大包块可能出现严重局部 CRS 风险及相关风险增加的情况，包括呼吸道旁肿物压迫、心包累及、胸膜广泛侵犯、肺侵犯、消化道系统大包块或全层侵犯、重要中枢神经部位累及或大包块，此时需防止窒息、心脏压塞、心搏骤停、呼吸困难、肺出血、脑疝、脑出血、消化道大出血等极端严重不良事件发生。此种情况必须行 MDT 讨论决定治疗策略，选择最佳桥接治疗降低瘤负荷，将治疗风险降至最低，并充分与家属沟通风险。

6 CAR-T 细胞输注前的预处理

    CAR-T细胞输注前的预处理指在CAR-T细胞输注前进行淋巴细胞清除性化疗，以提高抗肿瘤效果。通过预处理减少免疫排斥，增强 CAR-T 细胞在体内的增殖和维持的时间，延缓或防止抗 CAR 免疫反应发生，也可降低 CAR-T 细胞输注前的肿瘤负荷[25, 26]，同时需注意预处理易导致骨髓抑制、感染等毒性。

    首选方案为FC方案，即氟达拉滨（剂量：$25 \sim 30mg/m^2$）＋环磷酰胺（剂量：$250 \sim 500mg/m^2$），连用 3 天[25, 27, 28]，间隔 $1 \sim 2$ 天行 CAR-T 细胞回输。如果淋巴细胞清除和 CAR-T 细胞输注间隔超过 3 周，需要考虑在 CAR-T 细胞输注前再次进行淋巴细胞清除性化疗。如果淋巴细胞计数持续低于 $0.1 \times 10^9/L$，评估 FC 方案过强可予以 FLU 或 CTX 单药预处理，但无论淋巴细胞计数多低，都建议行预处理。最近也有研究表明苯达莫斯汀 [剂量：90mg（$m^2 \cdot d$），连续使用 2 天][29]，相较于 FC 方案，苯达莫斯汀清淋临床效果相似安全性更佳，血细胞恢复更快，提示可能可以作为肾功能不全和较高血细胞下降风险患者的清淋选择。如果患者病情复杂或肿瘤负荷高，各中心可根据自己不同经验给予其他方案进行清淋（图 6-1），减低预处理方案可选择：单药 CTX 或单药 FLU，增强预处理方案可选择 FC 基础上联合维泊妥珠单抗、奥妥珠单抗、利妥昔单抗、来那度胺、BTKi 或者其他预计有效的化疗药物等，增强预处理原则注意所用药物半衰期短，不影响 CAR-T 细胞功能甚至可增强 CAR-T 功能。

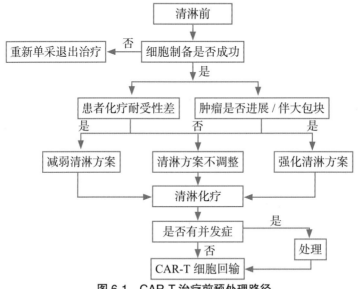

图 6-1　CAR-T 治疗前预处理路径

7 CAR-T 细胞治疗中常见不良反应的 MDT 管理

CAR-T 治疗后可能会出现与诱导强大的免疫效应反应直接相关的显著毒性，最常见的免疫介导毒性是细胞因子释放综合征（CRS）和免疫效应细胞相关神经毒性综合征（ICANS）、持续性血细胞减少、感染，除此之外还有病毒再激活、噬血细胞综合征、脱靶效应等不良反应[30-31]。

不良反应 MDT 管理原则：

（1）筛选期 MDT 讨论，早期识别高危 CRS/ICANS 及其他风险，制订预案。

（2）回输前 MDT 讨论，早期识别高危 CRS/ICANS 及其他风险，制订预案。

（3）回输后密切监测生命体征，进行不良反应早期识别和分级，按指南意见使用 IL-6R 或 IL-6 拮抗剂，2 级或以上 CRS/ICANS 使用糖皮质激素，综合患者疾病类型、疾病负荷、临床表现、细胞因子水平、CAR-T 扩增水平等共同决定糖皮质激素治疗时机和强度，预判风险级别及疗效获益。

（4）早期不良反应以 CRS、ICANS、感染、骨髓抑制多见；晚期不良反应以血细胞延迟恢复、B 细胞缺乏、感染多见。

（5）定期监测 B 细胞计数及定期输注丙种球蛋白，帮助提高球蛋白水平至正常。

（6）乙肝表面抗原阳性或乙肝核心抗体阳性者监测乙肝 DNA 定量，持续抗乙肝病毒治疗至免疫水平恢复正常后一年。

（7）B 细胞缺乏期间病毒、卡氏肺胞子菌肺炎及真菌预防。

7.1 CRS

CRS，即细胞因子释放综合征，是由免疫治疗引起的内源性或输注的 T 细胞以及体内其他免疫细胞激活所产生的一种超生理反应[32]。根据严重程度不同，可分为四级，具体可参考淋巴瘤 CAR-T 细胞治疗相关 CRS 分级标准[30-34]。CRS 发生的危险因素一般有：①高疾病负荷；②输注的 CAR-T 细胞剂量大；③ CAR-T 细胞扩增峰值高；④使用氟达拉滨和环磷酰胺清淋化疗；⑤ CD28 共刺激域 CAR-T 细胞；⑥ CAR-T 细胞治疗前存在血小板减少症和内皮活化；⑦原发疾病为 ALL。CRS 常见临床表现包括发热、肌肉关节酸痛、低血氧、低血压、脏器功能损伤等，涉及多个系统，严重者可致命，因此需 MDT 多学科协助共同管理，具体见表 7-1。

表 7-1　CRS 的 MDT 管理

分级	主要临床表现	推荐检验检查	MDT 参与科室	MDT 讨论重点	处理原则
1级	发热、关节肌肉痛	1. 血常规、血生化、凝血功能； 2. 感染相关：降钙素原、CRP、肺部CT、血培养、血病原学高通量检测； 3. 检测含 IL-6 在内的细胞因子水平； 4.CAR-T 扩增检测:CAR 基因定量 PCR 检测或 CAR 蛋白流式检测	血液科、淋巴瘤科、感染科、呼吸内科	1. 明确患者发热原因，确定发热是由感染导致或为 CRS 反应或共同引起	1. 持续心电监护； 2. 退热处理； 3. IL-6 进行性快速升高，持续高热者，使用托珠单抗，剂量为 8mg/kg，体温不退者可重复应用，共不超过 3 次，最高剂量不超过 800 mg； 4. 抗感染治疗

7 **CAR-T 细胞治疗中常见不良反应的 MDT 管理**

续表

分级	主要临床表现	推荐检验检查	MDT 参与科室	MDT 讨论重点	处理原则
2级	发热伴轻度低血压 * 或 / 和轻度低氧血症、病灶及周围组织器官炎症表现	同 1 级	血液科、淋巴瘤科、感染科、呼吸内科、心内科、消化科等	1. 呼吸内科与感染科协助鉴别发热、低氧血症的原因；心内科协助判断低血压的原因，制订升血压方案；患者出现消化道症状及肝功能受损时消化内科协助诊断	1. 持续心电监护；2. 退热、吸氧、补液、升压等对症处理；3. 地塞米松，每次 10mg，每天一次或每 12 小时 1 次，使用 1 ~ 3 天，或至症状缓解时停用；4. 抗感染治疗

37

分级	主要临床表现	推荐检验检查	MDT 参与科室	MDT 讨论重点	处理原则
3级	发热伴严重低血压 ** 或 / 和严重低氧血症 ##、病灶及周围组织器官严重炎症表现	同 1 级	血液科、淋巴瘤科、重症医学科、感染科、呼吸内科、心内科、神经内科、消化内科等	1. 各科室协同判断患者心、肺、脑等重要脏器功能，评估是否需要入住 ICU 治疗； 2. 余同 2 级	1. 必要时入住 ICU 2. 地塞米松，每次 10 ~ 20mg，每 6 小时 1 次，使用 1 ~ 3 天，或症状缓解时停用； 3. 补液、高流量吸氧、血管活性药物升压； 4. 血浆置换； 5. 抗感染治疗

续表

分级	主要临床表现	推荐检验检查	MDT 参与科室	MDT 讨论重点	处理原则
4级	发热伴极重度低血压***和/或极重度低氧血症、病灶及周围组织器官严重炎症表现	同1级	血液科、淋巴瘤科、感染科、呼吸内科、消化内科、重症医学科、神经内科、肾内科等	1. 以血液科及重症医学科为主导,各科室协同并行 MDT 讨论,明确危及患者生命的主要矛盾并制订治疗方案,予以更高强度的治疗措施	1. 入住 ICU 治疗并予以高级生命支持; 2. 大剂量激素冲击治疗,如甲泼尼龙,每天 1g,3 天后减 500mg/d,然后每两天减半量,直至 60mg 时停用; 3. 余同2级

注:*轻度低氧血症:低流量吸氧≤ 6 L/min;# 轻度低血压:不需要血管加压药;** 重度低血氧:高流量吸氧> 6 L/min 或面罩吸氧;## 重度低血压:需要一个血管加压药;*** 极重度低血氧:需要正压通气;### 极重度低血压:需要多个血管加压素

7.2　局部 CRS（Local-CRS，L-CRS）

L-CRS 为免疫治疗后病灶局部及周边出现的炎症反应，可表现为病灶增大，局部"红肿热痛"、病灶周围可伴有水肿、浆膜腔积液，甚至出血、穿孔等。因淋巴瘤可以累及全身各器官[25]，因此不同部位 L-CRS 的处理存在其特殊性。MDT 在局部 CRS 预防和处理尤为重要，重点可参考《CAR T 细胞治疗 NHL 毒副作用临床管理专家共识》[33]，具体见表 7-2。

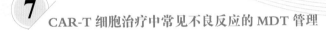

表 7-2 局部 CRS 的 MDT 管理

受累脏器	主要临床表现	推荐检验检查	MDT 参与科室	MDT 讨论重点	处理原则
呼吸道及口咽部（气管、支气管、肺组织、纵隔、胸膜、气管旁、口咽部、鼻腔）	咳嗽、胸痛、呼吸困难、咯血等	心电血氧监测、血气分析、外周血细胞因子及CAR-T 数，颈部CT、胸部 CT、心脏超声，胸水检查（常规、生化、IL-6 在内细胞因子、CAR-T 数、脱落细胞涂片、淋巴细胞亚群、胸水病原学或肿瘤细胞 NGS，其他感染指标）等	血液科、淋巴瘤科、呼吸内科、心内科、重症医学科、胸外科、耳鼻喉科、口腔科、影像科、超声科等	1. 治疗前需充分评估患者疾病累及范围，可能出现局部炎症反应引起气道阻塞、窒息、大咯血、大量胸腔积液等风险。对于窒息高风险者需提前气管插管，对于胸膜累及中大量胸腔积液高风险者可提前置入胸腔引流管	1. 支持治疗；2. 托珠单抗；3. 局部或静脉用糖皮质激素，根据患者严重程度决定静脉使用剂量（地塞米松，每次 10 ~ 20mg，必要时每 6 小时一次，直至症状缓解减量。对于严重危及生命时可使用大剂量糖皮质激素）；

续表

受累脏器	主要临床表现	推荐检验检查	MDT 参与科室	MDT 讨论重点	处理原则
				2. 进行 CAR-T 回输前桥接治疗减低瘤负荷； 3. 评估患者呼吸功能； 4. 出现局部 CRS 时 MDT 讨论 CRS 严重程度，评估气道堵塞、大咯血风险，协助决策是否胸腔引流管置管、气管插管等处理，是否转 ICU； 5. 鉴别胸腔积液性质（感染 / 肿瘤 /CRS）	4. 气管插管、呼吸机辅助呼吸（必要时）； 5. 胸腔引流管持续引流（必要时）； 6. 入住 ICU（必要时）

续表

受累脏器	主要临床表现	推荐检验检查	MDT 参与科室	MDT 讨论重点	处理原则
消化系统（胃肠、胰腺、胆囊、腹膜等）	腹痛、腹胀、腹泻、便秘、呕血、血便、腹水等	肝肾功能、胰腺炎指标、外周血细胞因子水平及 CAR-T 数，腹水检查（常规、生化、IL-6 在内细胞因子、CAR-T 数、脱落细胞涂片、淋巴细胞亚群、腹水病原学或肿瘤细胞 NGS，其他感染指标），腹部 CT、胃肠镜、腹部立位平片、腹部 B 超等	血液科、淋巴瘤科、消化内科、普通外科、肝胆外科、胃肠外科、重症医学科、影像科、超声科、介入科等	1. 治疗前充分评估病灶累及组织器官范围（特别是胃肠道累及深度）、大小，治疗后可能出现消化道大出血、穿孔、急性胰腺炎、肠梗阻、大量腹水等的风险，并做好预防措施； 2. 讨论 CAR-T 回输前是否桥接治疗减低瘤负荷及桥接方案；	1. 支持治疗； 2. 托珠单抗； 3. 局部或静脉用糖皮质激素，根据患者严重程度决定静脉使用剂量（地塞米松，每次 10 ~ 20mg，必要时每 6 小时一次，直至症状缓解减量。对于严重危及生命时可大剂量糖皮质激素）； 4. 手术处理（胃肠道穿孔必要时）；

续表

受累脏器	主要临床表现	推荐检验检查	MDT 参与科室	MDT 讨论重点	处理原则
				3. 当出现局部 CRS 引起消化道出血或穿孔等急症时 MDT 团队讨论决定是否外科手术、介入手术，术后是否转 ICU；消化内科协助消化道出血、胰腺炎、腹水、胃肠功能紊乱等处理； 4. 鉴别腹腔积液性质（感染 / 肿瘤 /CRS）	5. 介入处理（大出血必要时）； 6. 腹腔引流管持续引流（大量腹水必要时）； 7. 入住 ICU(必要时)

续表

受累脏器	主要临床表现	推荐检验检查	MDT 参与科室	MDT 讨论重点	处理原则
心脏	胸闷、胸痛、心悸、活动后气促、心律失常、心脏压塞、心搏骤停、低血压	心肌酶谱、心电图、心梗指标、外周血细胞因子水平及 CAR-T 数、心电图、心脏超声	血液科、淋巴瘤科、心内科、心脏外科、重症医学科	1.治疗前充分评估病灶累及心脏部位、范围、大小，心内科评估治疗后可能出现局部炎症反应引起心律失常、心脏压塞、心搏骤停等风险并制预防措施； 2.讨论 CAR-T 回输前是否桥接治疗减低瘤负荷及桥接方案	1.支持治疗； 2.托珠单抗； 3.静脉用糖皮质激素，根据患者严重程度决定静脉使用剂量（地塞米松，每次 10 ~ 20mg，必要时每 6 小时一次，直至症状缓解减量。对于严重危及生命时可大剂量糖皮质激素）；

续表

受累脏器	主要临床表现	推荐检验检查	MDT 参与科室	MDT 讨论重点	处理原则
				3. 当发生局部 CRS 导致心律失常、心脏压塞时需心内科及 ICU 在内的 MDT 讨论处理措施, 积极抢救心搏骤停、低血压患者, 尽早转 ICU	4. 心脏压塞处理(必要时); 5. 转 ICU(必要时)
泌尿系统(肾脏、输尿管、膀胱)	腰痛、血尿、蛋白尿、无尿、尿频、尿急、尿痛	泌尿系 B 超、肾脏 CT	血液科、淋巴瘤科、泌尿外科、肾内科、重症医学科	1. 治疗前充分评估病灶累及部位、范围、大小, 泌尿外科对治疗后可能出现局部炎症反应	1. 托珠单抗; 2. 静脉用糖皮质激素, 根据患者严重

续表

受累脏器	主要临床表现	推荐检验检查	MDT 参与科室	MDT 讨论重点	处理原则
				引起尿路梗阻的患者提前置入双 J 管解除压迫；2. 讨论 CAR-T 回输前是否桥接治疗减低瘤负荷及桥接方案；3. 出现尿路梗阻、大量血尿时请泌尿外科处理	程度决定静脉使用剂量（地塞米松，每次 10～20mg，必要时每 6 小时一次，直至症状缓解减量）；3. 尿路梗阻、大量血尿时请泌尿外科处理

7.3 ICANS

即免疫效应细胞相关神经毒性综合症，指 CAR-T 细胞治疗后出现的神经系统功能失调及相关病理性变化[34-35]。ICANS 的发病机制尚不明确，可能与高肿瘤负荷、高细胞因子水平、血脑屏障功能异常相关。主要临床表现包括头痛、呕吐、谵妄、认知障碍、肌震颤、共济失调、语言障碍、神经麻痹、感觉障碍、嗜睡、癫痫发作等。继发性脑水肿是神经毒性致死的重要原因，持续癫痫发作是脑缺氧、神经功能受损的常见原因，经积极治疗大部分患者不留神经后遗症。ICANS 发生风险：高肿瘤负荷、原发疾病为 ALL、输注的 CAR-T 细胞剂量大、CAR-T 细胞扩增峰值高、使用氟达拉滨和环磷酰胺清淋化疗、CAR 设计 / CD28 共刺激域、某些铰链和跨膜结构域、CAR-T 细胞治疗前存在血小板减少症和内皮活化、CAR-T 细胞治疗前存在 LDH 水平升高和神经系统并发症、CAR T 细胞输注后 72h 内铁蛋白水平升高，需提前评估和预防。根据 CARTOX-10 神经系统评分、脑脊液压力、是否癫痫发作、是否脑水肿将 ICANS 严重程度分为 4 级，MDT 处理如下表 7-3 [30-36]。

CARTOX-10 神经系统评分方法：①若能正确执行以下任何一项任务，得 1 分：说出年、月、城市、医院和国家主席 / 总理（共计 5 分）；②说出三件事物的名字（最多 3 分）；③写一个完整的句子（1 分）；④从十进制 100 倒数到 1（1 分）。总分 10 分为认知功能正常。

表 7-3　ICANS 的 MDT 管理

分级	主要临床表现	推荐检验检查	MDT 参与科室	MDT 讨论重点	处理原则
1级	1. 发热、头痛、震颤等； 2. 轻度认知功能障碍等； 3.CARTOX-10 神经系统评分为 7 ~ 9 分； 4. 无癫痫发作、无脑水肿、无肢体无力	1. 眼底镜检查； 2. 头颅 MRI； 3. 诊断性腰椎穿刺（常规、生化、IL-6 在内细胞因子、CAR-T 数、细胞学及选做肿瘤细胞 NGS）、病原 NGS 4. 测颅内压； 5. 脑电图检查	血液科、淋巴瘤科、神经内科、神经外科	明确诊断，排除脑出血、脑梗死、感染等其他颅内疾病	1. 必要时镇静、禁食，防误吸； 2. 予以左乙拉西750mg，每 12 小时一次，预防癫痫； 3. 如同时合并CRS，行托珠单抗治疗

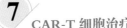

分级	主要临床表现	推荐检验检查	MDT 参与科室	MDT 讨论重点	处理原则
2 级	1. 发热、头痛、震颤、谵妄、语言障碍等； 2. 嗜睡、中度意识障碍等； 3.CARTOX-10 神经系统评分 3 ~ 6 分； 4. 无癫痫发作、无脑水肿、无肢体无力	同 1 级	血液科、淋巴瘤科、神经内科、神经外科、重症医学科	1. 明确诊断，排除其他原发性颅内疾病； 2. 评估是否需要入住 ICU 治疗	1. 地塞米松，10mg/ 次，每 6 小时或每 12 小时 1 次，1 ~ 3 天，或症状缓解后停用； 2. 继续进行 1 级镇静等处理，不推荐使用托珠单抗治疗

续表

分级	主要临床表现	推荐检验检查	MDT 参与科室	MDT 讨论重点	处理原则
3 级	1. 发热、头痛、呕吐等； 2. 浅昏迷、重度认知障碍； 3. 局灶性癫痫发作等； 4. 影像学上见局部脑水肿； 5. 1 ~ 2 级视乳头水肿 *，脑脊液压 < 20mmHg； 6. CARTOX-10 评分评分 0 ~ 2 分	同 1 级	血液科、淋巴瘤科、神经内科、神经外科、重症医学科	1. 明确诊断，排除原发性颅内疾病； 2. 重点明确脑水肿和癫痫发作严重程度，制订减轻脑水肿神经损伤方案	1. 地塞米松，10 ~ 20mg/ 次，每 6 小时 1 次，1 ~ 3 天，症状缓解后减量至停用； 2. 脱水、镇静、抗癫痫治疗； 3. 如有必要可转转 ICU

分级	主要临床表现	推荐检验检查	MDT 参与科室	MDT 讨论重点	处理原则
4	1. 深昏迷； 2. 广泛性癫痫发作或危及生命的长时间癫痫发作（大于 5 分钟）； 3. 3 ~ 5 级乳头水肿，或脑脊液压≥ 20mmHg，或影像学上广泛颅内水肿或去皮质僵直； 4. 新发的肢体无力表；	同 1 级	血液科、淋巴瘤科、神经内科、神经外科、重症医学科	1. 明确诊断，排除原发性颅内疾病； 2. 全面评估患者的各项指标并给出处理意见	1. ICU 监护，呼吸机辅助呼吸； 2. 大剂量糖皮质激素（甲泼尼龙，1g/d，3 天后减至 500mg/d，然后每两天减半量，直至 60mg 停用）； 3. 抗癫痫、脱水治疗

分级	主要临床表现	推荐检验检查	MDT 参与科室	MDT 讨论重点	处理原则
	5. CARTOX-10 神 经系统评分为 0 分				

* 视乳头水肿分级采用改良 Frisen 分级方法：①0 级：正常视盘；鼻侧缘、上下极不清，与视盘直径成反比；放射状神经纤维层(NFL)无扭曲；主要血管罕有显示不清,如有，一般位于上级。②1 级：极早期视乳头水肿；视盘鼻侧边缘模糊；视盘边界无隆起；正常放射状视神经纤维层排列破坏，代之以明显的灰白色不透明神经纤维束；颞侧视盘边缘正常；不明显的灰色晕轮伴颞侧间隙（间接检眼镜看得最清楚）；向心性或放射状后脉络膜折叠。③2 级：早期视乳头水肿；全部边界显示不清；鼻侧隆起；完整的视乳头周晕轮。④3 级：中度视乳头水肿；全部边界显示不清；视神经乳头直径增加；一或多节段离开视盘的主要血管显示不清；视乳头周围晕轮（外侧缘不规则伴指样隆起）。⑤4 级：显著视乳头水肿；整个视盘隆起，全部边界显示不清；视乳头周围晕轮；视盘主要血管层完全模糊。⑥5 级：重度视乳头水肿；圆顶状突出表明视神经乳头前部膨胀；视乳头周围晕轮变窄且边界不清晰；有或无主要血管显示不清；视杯消失。

7.4 其他不良反应的 MDT 处理

其他不良反应的 MDT 处理见表 7-4。

表 7-4 其他不良反应的 MDT 管理

并发症	主要临床表现	推荐检验检查	MDT 参与科室	MDT 讨论重点	处理原则
HLH/MAS	发热、肝脾肿大、血细胞低下、肝功能异常	1. 血常规、甘油三酯、血清铁蛋白检测、肝肾功能、外周血 EB 病毒 -DNA 定量、感染指标、外周血 NK 细胞活性、sCD25、细胞因子水平、	血液科、淋巴瘤科、感染科、呼吸内科、风湿免疫科、重症医学科等	1. 与感染、原发病进展等疾病鉴别，明确诊断；2. 讨论血透、血滤、血浆置换等肾脏替代治疗必要性及方式	1. 持续心电监护；2. 以糖皮质激素为主的免疫抑制剂治疗；3. 效果欠佳时可考虑小分子抑制剂如 JAK2 抑制剂、Sac 通

并发症	主要临床表现	推荐检验检查	MDT 参与科室	MDT 讨论重点	处理原则
		外周血 CAR-T 拷贝数、淋巴细胞亚群； 2. 骨髓涂片； 3. 肺部 CT、腹部 B 超			路抑制剂等抑制免疫细胞增殖； 4. 必要时可行血透、血滤、血浆置换等替代治疗
感染[37]	因感染部位不同，可出现发热、咳嗽、咳痰、低血压等症状	1. 血常规、生化、降钙素原、CRP、G 试验 / GM 试验，血培养、血气分析、	血液科、淋巴瘤科、感染科、呼吸科、重症医学科	查明感染部位、感染源及药敏试验，给出抗感染治疗方案	1. 去除感染源，如拔出导管等； 2. 予以碳青霉烯类或加酶抑制剂头孢类或联

续表

并发症	主要临床表现	推荐检验检查	MDT 参与科室	MDT 讨论重点	处理原则
		病原学高通量检测； 2. 肺部 CT、痰涂片培养，肺泡盥洗液涂片、培养及病原学高通量检测（如果是肺部感染）等；大小便常规及培养；咽拭子；肛拭子、导管口查体等			合糖肽类抗生素，3 天体温未控制予经验性抗真菌，根据病原菌或药敏试验调整用药； 3. 与 CRS 鉴别

续表

并发症	主要临床表现	推荐检验检查	MDT 参与科室	MDT 讨论重点	处理原则
骨髓抑制	全血细胞减少	血常规、骨髓涂片	血液科	讨论骨髓抑制引起的原因及可能持续时间，评估感染风险及预防感染方案	1. 保护性隔离；2. 予以抗生素预防感染预防出血；3. 促造血（推荐 CAR-T 回输 7~10 天后或 CRS/ICANS 控制后），或成分输血

续表

并发症	主要临床表现	推荐检验检查	MDT 参与科室	MDT 讨论重点	处理原则
B 细胞缺乏	B 细胞绝对数及丙种球蛋白降低	血常规、血生化、血清 IgG、IgM、IgA、IGD 水平，外周血 B 细胞数、外周血 CAR-T 数	血液科	讨论 B 细胞缺乏可能持续时间，评估感染风险、病毒激活风险、病毒激活风险及预防感染方案	1.替代治疗：静注人免疫球蛋白； 2.预防细菌、病毒及真菌感染治疗[38]
乙肝病毒再激活[39-43]	乏力、食欲减退	乙肝两对半定量、乙肝病毒 DNA 定量（定期监测）、肝功能	血液科、感染科、消化内科	对于乙肝表面抗原携带者、乙肝感染恢复期、乙肝感染活动期等患者需在	1.核苷（酸）类似物抗乙肝病毒治疗，乙肝DNA 正常后直至 B 细胞恢复

并发症	主要临床表现	推荐检验检查	MDT 参与科室	MDT 讨论重点	处理原则
				CAR-T 治疗前抗乙肝病毒感染治疗，直至乙肝 DNA 定量转阴再回输。若回输后乙肝病毒再激活，MDT 会诊制定抗乙肝治疗方案及护肝方案，防止暴发性肝炎发生	1 年后方可停抗乙肝治疗； 2. 感染科随诊

并发症	主要临床表现	推荐检验检查	MDT 参与科室	MDT 讨论重点	处理原则
出凝血功能障碍	出血（脑出血、消化道出血、皮下出血等）、血栓形成（脑梗塞、肺栓塞、深静脉血栓等）、DIC 等	CTA、MRA、血常规、凝血功能、血栓相关检测、血栓弹力图等	血液科、神经内外科、血管外科、ICU 等相关科室	对发生脑梗塞、脑出血、肺栓塞、消化道出血及 DIC 等严重并发症的诊断和鉴别诊断讨论，特别是发生 ICANS 时合并肢体肌力下降一定要与脑血管事件鉴别，有可能二者同时发生	1.早识别，早治疗； 2.对于有心血管、糖尿病、高龄等患者充分评估血管情况，注意控制血压稳定、维持液体稳定、有血栓风险者给予预防血栓，出血风险者预防出血，具

并发症	主要临床表现	推荐检验检查	MDT 参与科室	MDT 讨论重点	处理原则
					体可参考相应心脑血管事件指南及 CAR-T 治疗出凝血障碍指南，见参考文献 44

8 CAR-T 输注后联合治疗

    随着越来越多的患者接受 CAR-T 细胞治疗及更长的随访数据发现，使用抗 CD19 CAR-T 细胞获得缓解的患者中，约有 30% ~ 50% 的患者可能面临复发，其中大多数在治疗 1 年内复发，即便 CAR-T 细胞前移可提高 CAR-T 缓解率，但仍然不可避免有部分患者对 CAR-T 治疗原发抵抗。CAR-T 后复发或抵抗机制尚未完全明确，可能与体内 CAR-T 细胞耗竭、CAR-T 细胞扩增不足、肿瘤负荷过高、肿瘤抗原逃逸、肿瘤凋亡信号受阻、谱系转移、免疫抑制微环境等相关[44-46]。

　　CAR-T 后联合治疗是减低复发、提高缓解率最常用治疗手段之一，也是目前研究热点。联合治疗使用人群为 CAR-T 后高危复发风险或 CAR-T 疗效预测不佳患者，包括：高肿瘤负荷者、原发难治者、多个结外病灶（＞1 个）、大包块＞7.5cm、肿瘤快速进展者、EOCG 评分 2 分或以上者、中枢或骨髓侵犯者、分子学高危如 TP53 突变等、高级别 B 细胞淋巴瘤、CAR-T 体内短期内消失、B 细胞短期内恢复、ctDNA 由阴性转阳性、一个月疗效未达 CR 者等。已有多个研究表明 BTK 抑制剂伊布替尼、PD1 抑制剂 /PDL1 抑制剂、来那度胺、美罗华等药物 CAR-T 后应用可提高 CAR-T 体内扩增效率和缓解率[47-49]。但目前仍无标准联合治疗方案，各中心可根据其中心临床经验，进行 CAR-T 联合自体造血干细胞移植[50]或根据淋巴瘤基因分型选择可以提高 CAR-T 细胞功能同时又能抑制肿瘤生长的药物如 BTK 抑制剂、PD1 抑制剂、去甲基化药物、组蛋白去乙酰化酶抑制剂、免疫调节剂、抗体类药物等进行联合。联合治疗时机目前仍然不明确，CAR-T 后回输时同时联合应用有机会更大程度刺激 CAR-T 体内扩增，但可能增加严重 CRS 或 ICANS 及血液学及感染风险，因此部分单位采用 CAR-T 后一个月开始联合治疗，最少持续 1 ~ 2 年。

9 CAR-T 细胞治疗相关检测及随访

CAR-T 细胞输注后一个月内每周复查，一个月后行第 1、3、6、9、12、18、24 个月以及以后的每 1 年进行复查，直至第 15 年。随访内容包括各系统病史采集、体格检查及相关检验检查：外周血 CAR-T 细胞数、T 细胞和 B 细胞亚群计数、细胞因子、血常规、肝肾功能、凝血功能、影像学、骨髓 MRD（选做）、循环 ctDNA（选做），基因（选做）等监测。具体检查时间如下：

（1）外周血 CAR-T 数：回输前，输注后第 1、3、7、10、14、21、28 天；之后第 1、2、3、6、9、12 月，后每半年一次至检测不到。

（2）细胞因子：回输前 5 天（清淋前）、回输后 10 ～ 14 天内根据病情每天一次或隔天一次，严重 CRS 或 ICANS 时每天 2 次。之后每周一次，连续检测 3 次以上直至 IL-6 下降至基本正常。

（3）T/B/NK 淋巴细胞计数、球蛋白水平：预处理前，输注后第 7、14、21、28 天；后第 1、2、3、6、9、12 月，后每半年到一年一次，直至进展或第 15 年。

（4）血常规、肝肾功能、凝血功能、感染指标：单采前，输注后根据病情调整检测密度。

（5）影像学（增强 CT、MR、PET/CT、B 超）检测：筛选期、CAR-T 预处理前、CAR-T 后 1 个月、3 个月、6 个月、12 个月、18 个月、24 个月，以后每年一次，直至疾病进展或第 15 年。

（6）循环 ctDNA（选做）：预处理前，输注后第 7、14、21、28 天；后第 1、

2、3、6、9、12 月，后每半年到一年一次，直至进展或第 15 年。

（7）骨髓（选做）：预处理前、回输后造血恢复延迟时（骨髓未侵犯者）；单采前、预处理前、回输后一个月、3 个月、半年、一年、两年等（骨髓侵犯者）。

（8）脑脊液：筛选期 / 预处理前、CAR-T 后怀疑 ICANS 或怀疑中枢侵犯时。

（9）乙肝 DNA 检测：合并乙肝表面抗原阳性或既往感染者根据病情定期检测。

（10）CMV 病毒、EB 病毒 -DNA 检测：根据病情监测。

10 结　语

　　CAR-T 细胞是血液肿瘤非常重要的治疗手段，需要多学科全流程进行管理（图 10-1），从早期识别合适患者和合适采集时机、桥接治疗降低肿瘤负荷及高复发风险患者联合治疗等进行多学科详细讨论，尤其在高危患者风险和疗效之间平衡处理需要胆大心细。CAR-T 细胞不能解决所有难治和复发问题，我们希望本指南能帮助临床医生更好开展 CAR-T 工作，提高患者疗效。CAR-T 技术更新迭代快，本指南不足之处将在下一版本修订。

CAR-T 细胞治疗淋巴瘤 MDT 全程管理专家共识

血液科：评估患者并作出决策，主导制订整个治疗方案、风险防控、疗效预判及随访；

影像科：协助明确肿瘤部位和大小；
病理科：病理确诊及分型；

ICU：协助评估和处理严重 CRS、局部 CRS、ICANS 和感染等不良反应；

外科及相关内科：协助结外器官累及或大包块所致包括出血、压迫、穿孔、梗阻等风险及外科处理对策；组织活检；

神经内科及神经外科：协助评估中枢肿瘤累及其他中枢病史，评估 ICANS 风险及参与制订对策；

患者评估
详细问病查体后明确诊断（评分、分期、基因亚型）、靶点确定、全身肿瘤负荷、是否侵犯中枢、是否侵犯骨髓、既往治疗方案及用药、体能评分及合并症评估。

外周血单采
确认外周血计数、HIV、HBV、HCV 及血管满足采集条件；
确认既往各化疗、免疫抑制剂及糖皮质激素过洗脱期，排除活动性感染。

高肿瘤负荷或肿瘤进展快者

MDT 团队

桥接治疗
原则：避免使用骨髓抑制深和半衰期长的药物。可选择化疗、放疗、抗体类、小分子抑制剂或糖皮质激素等单药或联合治疗

图 10-1　CAR-T 细胞治疗的 MDT 全程管理图

70

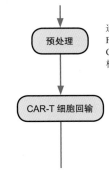

放疗科：协助桥接治疗方案中的放疗；
院外相关专家：协助评估患者及制订决策；

药剂科：协助评估既往用药及现用药安全；

医务处及临床研究中心：负责 CAR-T 临床应用安全性及相关研究开展；

企业及物流：CAR-T 制备、质检、物流及其他

预处理

通常选 FC 方案预处理：
FLU：25 ~ 30mg（$m^2 \cdot d$），连用 3 天；
CTX：250 ~ 500mg（$m^2 \cdot d$），连用 3 天；
根据病情减低或增强预处理

CAR-T 细胞回输

CAR-T 输注后密切监测生命体征、IL-6及其他细胞因子水平、CAR-T 数、血常规、肝肾功能、淋巴细胞亚群，行ICC 评分及神经系统查体，有必要选择腰穿、头颅增强 MRI、脑电图等检查

图 10-1（续）

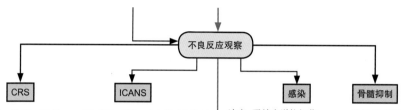

不良反应观察

CRS

1~2 级：退热、补液、吸氧、IL-6R 拮抗剂，无效后地塞米松 10mg/ 次；
3 级：升压、高流量吸氧、地塞米松 10 ~ 20mg，每 6 小时一次，有必要可转 ICU；
4 级：转 ICU，大剂量糖皮质激素（甲强龙，1g/d）、呼吸机辅助呼吸、CRRT、血浆置换、升压。

ICANS

1 级：退热、镇静、止痛等对症处理；
2 级：地塞米松 10mg/ 次；
3 级：地塞米松 10 ~ 20mg，每 6 小时 1 次、镇静、脱水、抗癫痫，有必要可转 ICU；
4 级：转 ICU，大剂量糖皮质激素（甲泼尼龙，1g/d）、呼吸机辅助呼吸、CRRT、血浆置换、升压。

感染

治疗：强效广谱抗细菌、抗真菌治疗，明确病原菌根据药敏调整；
预防：粒缺或 B 细胞缺乏期间预防细菌、病毒、真菌感染；乙肝抗原阳性者预防乙肝激活。

骨髓抑制

予以 G-CSF、TPO 受体激动剂升白细胞和升血小板；输血、输血小板、预防出血、预防感染。

疗效评估和长期随访

CAR-T 回输后第 1、3、6、9、12 个月及以后每年进行疗效和安全性随访，包括血常规、生化、CAR-T 数、B 细胞水平、影像学及骨髓等检查。

图 10-1（续）

参考文献

［1］JAIN T, BAR M, KANSAGRA A J, et al. Use of Chimeric Antigen Receptor T Cell Therapy in Clinical Practice for Relapsed/Refractory Aggressive B Cell Non-Hodgkin Lymphoma: An Expert Panel Opinion from the American Society for Transplantation and Cellular Therapy[J]. Biology of Blood and Marrow Transplantation, 2019, 25:2305-2321.

［2］LEICK M B, MAUS M V, FRIGAULT M J. Clinical Perspective: Treatment of Aggressive B Cell Lymphomas with FDA-Approved CAR-T Cell Therapies[J]. Mol Ther, 2021, 29 (2): 433-441.

［3］MAUDE S L, LAETSCH T W, BUECHNER J, et al. Tisagenlecleucel in Children and Young

Adults with B-Cell Lymphoblastic Leukemia[J]. N Engl J Med, 2018, 378 (5): 439-448.

[4] PARK J H, RIVIÈRE I, GONEN M, et al. Long-Term Follow-up of CD19 CAR Therapy in Acute Lymphoblastic Leukemia[J]. N Engl J Med, 2018, 378 (5): 449-459.

[5] RODDIE C, DIAS J, O'REILLY M A, et al. Durable Responses and Low Toxicity After Fast Off-Rate CD19 Chimeric Antigen Receptor-T Therapy in Adults With Relapsed or Refractory B-Cell Acute Lymphoblastic Leukemia[J]. J Clin Oncol, 2021, 39 (30): 3352-3363.

[6] LOCKE F L, NEELAPU S S, BARTLETT N L, et al. Phase 1 Results of ZUMA-1: A Multicenter Study of KTE-C19 Anti-CD19 CAR T Cell Therapy in Refractory Aggressive Lymphoma[J]. Mol Ther, 2017, 25 (1): 285-295.

[7] SATTVA S NEELAPU, CARON A JACOBSON, ARMIN GHOBADI, et al. Five-year follow-up of ZUMA-1 supports the curative potential of axicabtagene ciloleucel in refractory large B-cell lymphoma[J].Blood,2023,141(19):2307-2315.

[8] NASTOUPIL L J, JAIN M D, FENG L, et al. Standard-of-Care Axicabtagene Ciloleucel for Relapsed or Refractory Large B-Cell Lymphoma: Results From the US Lymphoma CAR T

Consortium[J]. J Clin Oncol, 2020, 38 (27): 3119-3128.

［9］HAYDEN P J, RODDIE C, BADER P, et al. Management of adults and children receiving CAR T-cell therapy: 2021 best practice recommendations of the European Society for Blood and Marrow Transplantation (EBMT) and the Joint Accreditation Committee of ISCT and EBMT (JACIE) and the European Haematology Association (EHA)[J]. Annals of Oncology, 2022, 33: 259-275.

［10］LI P, LIU Y, LIANG Y, et al. 2022 Chinese expert consensus and guidelines on clinical management of toxicity in anti-CD19 chimeric antigen receptor T-cell therapy for B-cell non-Hodgkin lymphoma[J]. Cancer Biol Med, 2023, 20 (2): 129-146.

［11］LI X, DAI H, WANG Y, et al. Regional empowerment through decentralised governance under a centralised regulatory system facilitates the development of cellular therapy in China[J]. Lancet Haematol, 2022, 9 (12): e942-e954.

［12］DEAN E A, MHASKAR R S, LU H, et al. High metabolic tumor volume is associated with decreased efficacy of axicabtagene ciloleucel in large B-cell lymphoma[J]. Blood Advances,

2020, 4 (14): 3268-3276.

[13] SHOUVAL R, ALARCON TOMAS A, FEIN J A, et al. Impact of TP53 Genomic Alterations in Large B-Cell Lymphoma Treated With CD19-Chimeric Antigen Receptor T-Cell Therapy[J]. J Clin Oncol, 2022, 40 (4): 369-381.

[14] TURTLE C J, HANAFI L-A, BERGER C, et al. CD19 CAR-T cells of defined CD4+:CD8+ composition in adult B cell ALL patients[J]. J Clin Invest, 2016, 126 (6): 2123-2138.

[15] QAYED M, BLEAKLEY M, SHAH N N. Role of chimeric antigen receptor T-cell therapy: bridge to transplantation or stand-alone therapy in pediatric acute lymphoblastic leukemia[J]. Curr Opin Hematol, 2021, 28 (6): 373-379.

[16] DAS R K, VERNAU L, GRUPP S A,. Naive T-cell Deficits at Diagnosis and after Chemotherapy Impair Cell Therapy Potential in Pediatric Cancers[J]. Cancer Discov, 2019, 9 (4): 492-499.

[17] KORELL F, LAIER S, SAUER S, et al. Current Challenges in Providing Good Leukapheresis Products for Manufacturing of CAR-T Cells for Patients with Relapsed/Refractory NHL or ALL[J]. Cells, 2020, 9.

[18] QAYED M, MCGUIRK J P, MYERS G D, et al. Leukapheresis guidance and best practices for optimal chimeric antigen receptor T-cell manufacturing[J]. Cytotherapy, 2022, 24: 869-878.

[19] IACOBONI G, MARTIN LOPEZ ANAA, JALOWIEC KA, et al. Recent Bendamustine Treatment before Apheresis Has a Negative Impact on Outcomes in Patients with Large B-Cell Lymphoma Receiving Chimeric Antigen Receptor T-Cell Therapy[J]. Blood, 2022, 140(Supplement 1): 1592-1594.

[20] JO T, YOSHIHARA S, OKUYAMA Y, et al. Risk factors for CAR-T cell manufacturing failure among DLBCL patients: A nationwide survey in Japan[J]. Br J Haematol, 2023, 202: 256-266.

[21] SUNITA D N, E. H M, C. N E, et al. A Characterization of Bridging Therapies Leading up to Commercial CAR T-Cell Therapy[J]. Blood, 2019, 134 (Supplement_1).

[22] BÜCKLEIN V, PEREZ A, REJESKI K, et al. Inferior Outcomes of EU Versus US Patients Treated With CD19 CAR-T for Relapsed/Refractory Large B-cell Lymphoma: Association With Differences in Tumor Burden, Systemic Inflammation, Bridging Therapy Utilization, and CAR-T Product Use[J]. Hemasphere, 2023, 7 (8): e907.

[23] SIM A J, JAIN M D, FIGURA N B,et al. Radiation Therapy as a Bridging Strategy for CAR T Cell Therapy With Axicabtagene Ciloleucel in Diffuse Large B-Cell Lymphoma[J]. Int J Radiat Oncol Biol Phys, 2019, 105 (5): 1012-1021.

[24] PINNIX C C, GUNTHER J R, DABAJA B S,et al. Bridging therapy prior to axicabtagene ciloleucel for relapsed/refractory large B-cell lymphoma[J]. Blood Advances, 2020, 4 (13): 2871-2883.

[25] SHANK B R, DO B, SEVIN A. Chimeric Antigen Receptor T Cells in Hematologic Malignancies[J]. Pharmacotherapy, 2017, 37 (3): 334-345.

[26] CAPPELL K M, KOCHENDERFER J N. Long-term outcomes following CAR T cell therapy: what we know so far[J]. Nat Rev Clin Oncol, 2023, 20 (6): 359-371.

[27] KOCHENDERFER J N, WILSON W H, JANIK J E, et al. Eradication of B-lineage cells and regression of lymphoma in a patient treated with autologous T cells genetically engineered to recognize CD19[J]. Blood, 2010, 116 (20): 4099-4102.

[28] HAY K A, GAUTHIER J, HIRAYAMA A V, et al. Factors associated with durable EFS in adult

B-cell ALL patients achieving MRD-negative CR after CD19 CAR T-cell therapy[J]. Blood, 2019, 133 (15): 1652-1663.

[29] GHILARDI G, CHONG E A, SVOBODA J, et al. Bendamustine is safe and effective for lymphodepletion before tisagenlecleucel in patients with refractory or relapsed large B-cell lymphomas[J]. Annals of Oncology : Official Journal of the European Society For Medical Oncology, 2022, 33 (9): 916-928.

[30] MARCELA V M, SARA A, MICHAEL R B, et al. Society for Immunotherapy of Cancer (SITC) clinical practice guideline on immune effector cell-related adverse events[J]. Journal for ImmunoTherapy of Cancer, 2020, 8: e001511.

[31] SANTOMASSO B D, NASTOUPIL L J, ADKINS S, et al. Management of Immune-Related Adverse Events in Patients Treated With Chimeric Antigen Receptor T-Cell Therapy: ASCO Guideline[J]. J Clin Oncol, 2021, 39: 3978-3992.

[32] MORRIS E C, NEELAPU S S, GIAVRIDIS T. et al. Cytokine release syndrome and associated neurotoxicity in cancer immunotherapy[J]. Nat Rev Immunol 22, 85-96 (2022). https://doi.

org/10.1038/s41577-021-00547-6

［33］中国研究型医院学会生物治疗学专委会.CAR T 细胞治疗 NHL 毒副作用临床管理专家共识 [J]. 转化医学杂志 , 2021, 10 (01): 1-11.

［34］LEE D W, SANTOMASSO B D, LOCKE F L, et al. ASTCT Consensus Grading for Cytokine Release Syndrome and Neurologic Toxicity Associated with Immune Effector Cells[J]. Biol Blood Marrow Transplant, 2019, 25 (4): 625-638.

［35］YING Z, HUANG X F, XIANG X, et al. A safe and potent anti-CD19 CAR T cell therapy[J]. Nat Med, 2019, 25(6): 947-953.

［36］NEELAPU S S, TUMMALA S, KEBRIAEI P, et al. Chimeric antigen receptor T-cell therapy - assessment and management of toxicities[J]. Nat Rev Clin Oncol, 2018, 15(1): 47-62.?

［37］HILL J A, LI D, HAY K A, et al. Infectious complications of CD19-targeted chimeric antigen receptor-modified T-cell immunotherapy[J]. Blood, 2018, 131 (1): 121-130.

［38］HILL J A, SEO S K. How I prevent infections in patients receiving CD19-targeted chimeric antigen receptor T cells for B-cell malignancies[J]. Blood, 2020, 136 (8): 925-935.

［39］ WANG Y, LIU Y, TAN X, et al. Safety and efficacy of chimeric antigen receptor (CAR)-T-cell therapy in persons with advanced B-cell cancers and hepatitis B virus-infection[J]. Leukemia, 2020, 34 (10): 2704-2707.

［40］ CAO W, WEI J, WANG N, et al. Entecavir prophylaxis for hepatitis B virus reactivation in patients with CAR T-cell therapy[J]. Blood, 2020, 136 (4): 516-519.

［41］ 中华医学会血液学分会, 中国抗癌协会淋巴瘤专业委员会, 中华医学会肝病学分会. 淋巴瘤合并乙型肝炎病毒感染患者管理的中国专家共识 [J]. 中华肝脏病杂志, 2013, 21(11): 815-820.

［42］ LOOMBA R, LIANG T J. Hepatitis B Reactivation Associated With Immune Suppressive and Biological Modifier Therapies: Current Concepts, Management Strategies, and Future Directions[J]. Gastroenterology, 2017, 152 (6): 1297-1309.

［43］ Chinese Society of Lymphoma CA-cA, Chinese Society of Hematology CMA. [The consensus on the prophylaxis and treatment of HBV reactivation in B or plasma cell-directed CAR-T cell therapy(2021)][J]. Zhonghua Xue Ye Xue Za Zhi, 2021, 42 (6): 441-446.

［44］HENG MEI, FANGPING CHEN, YUE HAN, et al. Chinese expert consensus on the management of chimeric antigen receptor T cell therapy-associated coagulopathy[J]. Chin Med J (Engl). 2022 Jul 20;135(14):1639-1641. doi: 10.1097/CM9.0000000000002288.

［45］SHAH N N, FRY T J. Mechanisms of resistance to CAR T cell therapy[J]. Nat Rev Clin Oncol, 2019, 16 (6): 372-385.

［46］DELGOFFE G M, X U C, MACKALL C L, et al. The role of exhaustion in CAR T cell therapy[J]. Cancer Cell, 2021, 39 (7): 885-888.

［47］董林, 王耀辉, 叶世光, 等. 伊布替尼联合 CD19 嵌合抗原受体 T 细胞治疗难治复发弥漫大 B 细胞淋巴瘤的临床研究 [J]. 同济大学学报（医学版）, 2021, 42(2): 199-205.

［48］JIN Z, XIANG R, QING K, et al. Lenalidomide overcomes the resistance to third-generation CD19-CAR-T cell therapy in preclinical models of diffuse large B-cell lymphoma[J]. Cell Oncol (Dordr), 2023, 46 (4): 1143-1157.

［49］CHONG EA, SVOBODA J, DWIVEDY NASTA S, et al. Sequential Anti-CD19 Directed Chimeric Antigen Receptor Modified T-Cell Therapy (CART19) and PD-1 Blockade with

Pembrolizumab in Patients with Relapsed or Refractory B-Cell Non-Hodgkin Lymphomas[J]. Blood, 2018, 132 (Supplement 1): 4198-4198.

[50] WEI J, XIAO M, MAO Z, et al. Outcome of aggressive B-cell lymphoma with TP53 alterations administered with CAR T-cell cocktail alone or in combination with ASCT[J]. Signal Transduct Target Ther, 2022, 7 (1): 101.